AF384676

Règles générales

pour prendre

d'une manière convenable et efficace

les Eaux minérales

de Rippoldsau

STRASBOURG

DE L'IMPRIMERIE DE F. G. LEVRAULT

1838.

RÈGLES GÉNÉRALES

POUR PRENDRE D'UNE MANIÈRE CONVENABLE ET EFFICACE

LES EAUX MINÉRALES

DE RIPPOLDSAU.

RÈGLES GÉNÉRALES

POUR PRENDRE

D'UNE MANIÈRE CONVENABLE ET EFFICACE

LES EAUX MINÉRALES

DE RIPPOLDSAU.

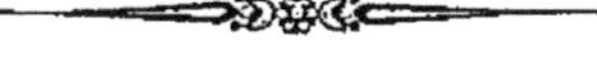

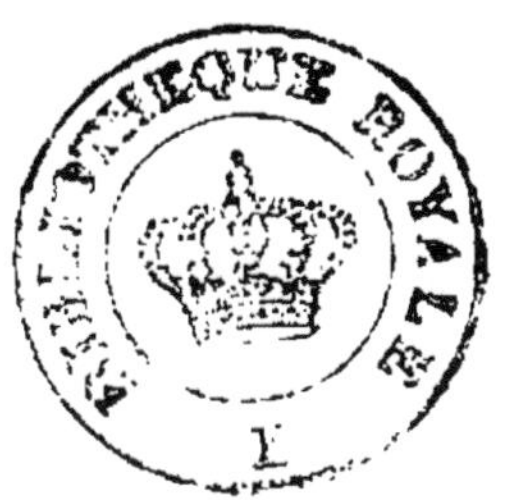

STRASBOURG,

De l'imprimerie de F. G. LEVRAULT, rue des Juifs, n.° 33.

1838.

DE LA MANIÈRE DE BOIRE LES EAUX.

*Boire les eaux minérales sans aucun précepte,
c'est perdre son temps et sa peine.*

§. 1.er

Les principales règles qui peuvent être généralement prescrites pour boire les eaux, sont les suivantes :

En ayant soin de se vêtir chaudement, suivant la température, on doit se rendre, dès *six heures du matin,* à la fontaine, commencer à boire et continuer, en laissant chaque fois un intervalle de dix à quinze minutes, pendant lequel il faudra se donner du mouvement avec modération et sans se fatiguer.

Si par un temps pluvieux on est empêché de se promener en plein air, il faudra se donner le mouvement nécessaire dans la halle couverte où existent les sources, ou bien dans le salon de société. Cependant un état de maladie peut s'opposer absolument à la fréquentation de la fontaine, ou exiger qu'on ne s'y rende que plus tard, comme, par exemple, à sept heures.

§. 2.

Il y a lieu de commencer la cure en buvant deux à trois verres, et en augmentant d'un chaque jour suivant, de manière que les hommes boivent régulièrement jusqu'à dix et douze verres; mais les personnes du sexe ne dépassent guère le nombre de huit.

On continue pendant quelque temps avec le nombre le plus fort auquel on s'est arrêté; après quoi, vers la fin du temps de la cure, on boit en diminuant, de manière à terminer en buvant le même nombre de verres par lequel on a commencé.

§. 3.

Une diminution sur le nombre de verres peut devenir nécessaire durant la cure, si le mauvais temps ne permet pas de se donner le mouvement exigé, et si, à côté de cela, on n'a pas les évacuations libres, ou bien si (ce qui toutefois arrive rarement) l'eau bue occasionne des déjections aqueuses, et que le malade se sente un peu affaibli.

§. 4.

Si, pour avoir bu l'eau à jeun, on se sentait trop attaqué, il conviendra de prendre d'abord un déjeûner frugal, consistant en une légère tasse de café, ensuite ne boire l'eau que trois quarts d'heure plus tard.

§. 5.

Il est généralement avantageux de boire les eaux dans leur température et leur mélange naturels près de la fontaine même. Cependant des malades, dans de certaines circonstances, sont obligés de boire ces eaux curatives un peu chauffées, en y employant préférablement le lait chaud, comme étant d'ailleurs extrêmement avantageux pour les personnes sujettes à prendre la toux.

§. 6.

Les personnes qui ont les nerfs faibles et celles qui sont disposées à des ébullitions du sang, aux vertiges, etc., feront bien de boire une moindre quantité d'eau, ou d'exposer, durant peu de temps, leur verre rempli à l'air atmosphérique, afin qu'une partie du gaz carbonique vienne à s'échapper; ou enfin, de boire de l'eau de la fontaine dite de *Wenzel*, qui est plus faible et plus avantageuse dans les cas sus-indiqués.

§. 7.

En prenant la cure, beaucoup de personnes éprouvent par son effet des transpirations durant la matinée; parfois aussi la même chose arrive à celles qui prennent en même temps les bains. Dans ce cas, elles devront garder le lit jusqu'à ce que la transpiration ait cessé.

§. 8.

Il n'est pas absolument nécessaire de boire précisément un jour autant que l'autre; plus ou moins d'envie de boire de l'eau minérale, la différence de température, le nombre et la nature des évacuations, doivent souvent apporter un changement utile. Cependant ce changement ne doit pas être entrepris sans des motifs suffisants, et jamais d'après une simple manière de penser ou de prendre ses aises.

9

§. 9.

Communément on boit aussi l'eau le soir, ce qui ne devrait cependant pas avoir lieu de sa propre volonté, ainsi que cela est arrivé jusqu'ici; car il est aussi nécessaire de consulter un médecin sur ce point, qu'il serait imprudent de boire au hasard l'eau de l'une ou l'autre des trois sources, ou bien celle de la *Natroïne*.

Les personnes qui ont une forte digestion, et qui ne ressentent aucune incommodité après avoir bu de l'eau le soir, pourront sans inconvénient en prendre régulièrement deux à trois verres, mais à six heures seulement. Si dans des cas particuliers il était nécessaire d'en boire davantage, ce sera, ainsi qu'il est facile de le comprendre, le médecin seul qui devra en décider.

§. 10.

On ne devra jamais, ni le matin ni le soir, aller à la fontaine pour y boire l'eau curative lorsqu'on aura le corps échauffé; c'est pour ce motif qu'avant et durant cette action, le mouvement qu'on pourra se donner ne devra pas être fatigant: ainsi il conviendra de s'abstenir de toute marche précipitée, de gravir les montagnes, etc.

§. 11.

Certains malades, pour lesquels l'entretien d'une forte transpiration dès le matin serait devenu un besoin, devront, pour fréquenter les sources durant les jours de fraîcheur, ou bien se vêtir assez chaudement, ou bien s'y rendre plus tard : même s'en abstenir entièrement dans de certains cas; peut-être aussi boire l'eau un peu chauffée.

§. 12.

Souvent, et plus particulièrement lorsqu'on boit l'eau de la source dite de *Joseph,* il se manifeste volontiers de la constipation au commencement de la cure. Si cela arrivait, on pourra, suivant l'ancien usage, prendre un à deux gros du sel tiré de l'eau minérale de la localité (on peut se procurer ce sel au comptoir de la fontaine) et le mélanger avec cette eau; mais dans la règle il est plus efficace de boire quelques verres de la *Natroïne.* On ne saurait donner ici des prescriptions générales pour ce qui concerne ces derniers cas : chacun aura à consulter en son particulier le médecin sur l'usage de l'eau de la *Natroïne,* parce que celle-ci, quoique en réalité préférable par son effet, comme opérant davantage, peut, si on la boit dans des cas non indiqués, empêcher le résultat qu'on attend de la cure.

C'est avoir une opinion inexacte et souvent nuisible, lorsqu'on vient à s'y conformer, si l'on croit que, pour obtenir un effet salutaire des eaux de la localité, il convient de prendre de fortes purgations, ce que certaines personnes tâchent d'atteindre, à leur grand préjudice, en buvant force eau minérale. Ce n'est point à la quantité d'eau qu'il faut se fixer, il s'agit de voir comment on la supporte et quel effet elle produit. Telle est la précieuse règle à suivre pour chaque individu qui prend la cure, en quelque lieu qu'il se rende d'ailleurs à cette fin ; car les maladies chroniques ou de longs maux qui décident une personne souffrante à se rendre à Rippoldsau, ne s'établissent d'ordinaire que lentement ; c'est pour cette cause aussi qu'ils ne peuvent cesser que successivement, et que par conséquent l'amélioration de l'état de ces personnes ne s'opère que dans le même ordre.

C'est aussi pourquoi ce n'est qu'en usant des eaux minérales d'abord modérément, et ensuite d'après une certaine progression, le tout d'une manière régulière et conforme au temps, que l'on peut obtenir le succès et l'avantage espérés.

Pour que l'eau produise l'effet attendu, une ou deux évacuations par jour deviennent nécessaires et sont suffisantes dans la plupart des cas, si toutefois l'eau ne produit pas son effet au moyen de la transpiration ou en passant par les voies urinaires. Sans doute chez ceux qui ont plus d'humeurs en stagnation, où il existe plus de matières morbides et en plus grande quantité, dont il faudra les débarrasser, un plus grand nombre d'évacuations sera indispensable si la cure doit réussir.

§. 13.

Pour les embarras opiniâtres et de semblables obstructions du bas-ventre, l'emploi d'autres remèdes résolutifs devient quelquefois nécessaire à côté de l'usage de l'eau minérale;

c'est sur quoi le médecin des eaux aura à se prononcer. Il convient cependant de rappeler ici que maintes personnes, avant de boire l'eau minérale par forme de cure, se sont servies avec un avantage réel de pilules résolutives, apéritives, qu'aujourd'hui toutefois elles n'ont à attendre aucun avantage, bien au contraire, très-souvent un désavantage, en se servant de pareils remèdes à côté de l'eau minérale, attendu qu'elle ne s'accorde point avec la plupart de ces pilules préparées avec des savons médicamenteux, qui sont décomposés par le *sel de Glauber* contenu dans l'eau minérale. De même on doit se préserver de l'usage de tous purgatifs ayant un effet drastique, tels que le jalap, l'aloès, la gomme-gutte, etc.

§. 14.

Dans un grand nombre de cas ce n'est souvent que le vingt et unième jour de la cure qu'il s'opère à sa suite une réaction générale dans le corps; elle se manifeste par un état fiévreux, accompagné d'un grand malaise, et qui est de nature à décourager mainte personne au point de ne plus vouloir continuer la cure.

Mais ceci n'est rien moins qu'un signe indicatif de ce qu'il faille renoncer à la continuation de la cure; c'est au contraire une excitation à y persévérer avec courage et confiance, en suivant les règles de précaution prescrites par le médecin, attendu qu'en observant le régime diététique, il peut s'ensuivre souvent encore le rétablissement certain d'un mal presque déclaré incurable.

§. 15.

Si même, durant tout le temps de la cure, il n'est pas survenu un état d'amélioration de santé, tel qu'on le désirait, et si l'on s'est tenu rigoureusement pendant son séjour à Rippoldsau aux prescriptions du médecin, il ne faudra pas encore renoncer absolument à tout espoir, vu qu'il existe des preuves certaines que dans des cas semblables on a obtenu un résultat par un effet produit plus tard, et tel que déjà pendant la cure on en avait conçu l'espoir, si l'on a soin d'observer encore en quelque façon une diète bien ordonnée alors qu'on sera rentré dans sa demeure.

§. 16.

Dans les cas ordinaires, une cure complète exige six semaines; mais pour plus d'un malade la vertu médicinale et successivement pénétrante de l'eau minérale, demande un plus long espace de temps; et même le rétablissement durable de maux opiniâtres n'est fréquemment obtenu que par un ou plusieurs renouvellements de la cure.

§. 17.

Il est aussi d'une sage précaution que la cure ne soit pas commencée le jour même de l'arrivée; mais dans la règle la fatigue du voyage doit décider à attendre un jour ou même assez longtemps pour boire de l'eau minérale, jusqu'à ce que l'on soit entièrement remis de cette fatigue.

§. 18.

Il est à désirer que chacun de ceux qui auront résolu de suivre la cure, ait toujours à cœur de ne pas en mésuser, de ne point commencer à la prendre au galop, en d'autres

termes, de ne pas prendre une cure de cheval,
en buvant et en se baignant d'une manière
démesurée, pour gagner ainsi la moitié du
temps prescrit pour la cure; car de tels malades n'éprouvent non-seulement aucun sou-
lagement, mais ils peuvent encore s'attendre
à voir empirer leurs souffrances, et sont le
plus souvent forcés d'interrompre plus longtemps leur cure et de se soumettre à un trai-
tement médical, afin de remédier à leur digestion troublée pour avoir bu trop d'eau minérale. Qu'à l'avenir donc chaque individu qui
prend la cure n'oublie point que, pour avoir
bu à contre-temps un verre le soir, ou que
pour avoir alors bu immodérément, on peut
gâter d'un seul coup le bien qu'on s'était
fait dans la matinée en buvant d'une façon
régulière. Qu'enfin chacun de ceux qui prennent la cure soit donc persuadé qu'il peut aussi
bien boire à la source de *Wenzel* ou de *Léo-
pold* (suivant son état de maladie) qu'à celle
de *Joseph,* et que, pour parvenir à son entier
rétablissement, il n'est pas obligé, d'après
l'opinion erronée qui circule, de boire uniquement de l'eau de cette dernière source. Cha-

cunc d'elles a ses vertus particulières; il en est de même de l'eau de la *Natroïne*. C'est pour ce motif qu'on ne devrait boire aucune des eaux minérales de Rippoldsau autrement que sous la direction du médecin.

———

DE LA MANIÈRE DE PRENDRE LES BAINS.

> Quand même cela ne nuirait pas à l'extérieur
> du corps, il ne faut jamais prendre les bains
> trop chauds, ni y rester trop longtemps.
>
> BEER.

§. 1.er

C'est au médecin qu'il faut s'en remettre pour la fixation du degré de chaleur ou de froid que doivent avoir les bains à prendre. Il convient de s'en tenir exactement à ses prescriptions, la chose étant de la plus haute importance.

§. 2.

Il est à conseiller de ne pas prendre les bains dès qu'on commence à boire l'eau minérale; ce n'est que lorsqu'on a continué cette dernière cure pendant trois à cinq jours, et que l'on a remarqué l'effet que l'eau a produit sur le corps, qu'il y a lieu, dans le plus grand nombre de cas, de se baigner également dans cette eau.

§. 3.

A l'exception des heures de la digestion
après le repas, on peut, à bien dire, se baigner avec avantage à chaque partie du jour;
cependant le moment le plus propice, c'est le
matin, après avoir bu l'eau, et une heure avant
ou après le déjeûner.

§. 4.

Celui qui boit de l'eau minérale ne doit pas
immédiatement après avoir pris le dernier verre
se mettre dans le bain, s'il remarque en lui
une rétention ou suppression des évacuations
nécessaires. Il en sera de même dans le cas où
il se sentirait échauffé ou fatigué à la suite
de ses visites à la fontaine, et du mouvement
qu'il a dû se donner à cette occasion.

§. 5.

La personne à laquelle il convient de se baigner de bon matin, avant de boire l'eau,
devra, après avoir pris le bain, se mettre
pour quelque temps au lit et attendre que la
transpiration ait cessé, après quoi elle pourra

se rendre à la source, si la température de
l'atmosphère et la nature de ses vêtements
l'assurent contre la possibilité d'un refroidis-
sement.

§. 6.

Celui qui après le déjeûner se sentira trop
rassasié, ou une plénitude d'estomac ou un
malaise, devra laisser passer une ou deux
heures avant de prendre le bain, ou même
s'en abstenir pour cette fois.

§. 7.

Ce serait s'écarter du but que l'on s'est
proposé, que de se baigner peu avant de se
mettre à table : une heure d'intervalle devra
être laissée entre le bain et le repas.

§. 8.

Dans la règle il convient de ne prendre qu'un
seul bain par jour et de ne pas y rester au
delà du temps désigné par le médecin; car la
durée de chaque bain est uniquement déter-
minée par l'état particulier du malade et par les
différents degrés de chaleur du bain. Les bains

frais et ceux très-chauds exigent en général plus de précautions que les bains tièdes et les bains chauds.

§. 9.

On fait toujours mieux de prendre le bain un peu frais plutôt que trop chaud, et de n'augmenter la chaleur de l'eau que successivement, en y faisant couler de la chaude jusqu'à ce qu'on éprouve une sensation agréable.

§. 10.

Il est nécessaire de se servir d'un thermomètre pour s'assurer du degré de température, et de ne pas s'en rapporter à soi-même ou au sentiment émoussé des domestiques employés au service des bains.

§. 11.

Au commencement on ne devra rester dans le bain que pendant un quart d'heure, et ensuite augmenter chaque jour de huit à dix minutes, sans jamais y rester au delà de trois quarts d'heure; car en s'y arrêtant plus longtemps on prend des maux de tête, des envies de dormir, et on ressent même un frisson désagréable, au lieu qu'on doit éprouver quelque aise.

§. 12.

La personne disposée à des congestions de cerveau et de poitrine, devra se garder de s'asseoir précipitamment dans le bain, avoir soin de mouiller d'abord la poitrine, le front et la nuque; elle pourra remédier efficacement aux maux en question, en versant lentement et à reprises réitérées de l'eau froide sur la tête, ou en y appliquant un linge trempé, ou bien en se servant d'une éponge mouillée. Cet article est principalement recommandé aux personnes du sexe qui ont une forte chevelure.

§. 13.

Communément le plus grand nombre des baigneurs se met dans l'eau jusqu'au cou; mais il est préférable de se tenir assis plutôt que couché dans le bain. On doit aussi éviter toute autre posture forcée du corps.

§. 14.

On doit rigoureusement éviter de s'endormir dans le bain, ni y faire la lecture, que l'on considère à tort comme propre à l'empêcher.

§. 15.

La meilleure précaution consiste à se remuer constamment avec modération, à se frotter avec de la flanelle ou à l'aide de l'éponge ou de la brosse qu'il est d'usage d'employer; dans le plus grand nombre de cas, le plat de la main suffit pour le frottement. Ces mouvements sont d'un préférable avantage à ceux qui éprouvent des embarras gastriques.

§. 16.

Celui qui dans le premier moment trouve le bain trop frais pour la chaleur prescrite, ne doit pas en changer de suite la température, il devra au contraire attendre d'abord quelques minutes; car l'effet irritant, qui est propre à nombre de bains et qu'ils produisent sur l'organe principal, opère même dans ce degré inférieur de température une sensation de chaleur sur le corps qui devient toujours croissante.

§. 17.

On ne doit jamais rester pendant une demi-heure entière dans un bain très-chaud ni dans un bain froid. En général il ne faut prendre des bains de cette espèce que de l'avis du médecin.

§. 18.

Il convient, après chaque bain, de se frotter avec des linges chauffés, sans trop se baisser et sans efforts, jusqu'à ce que la peau soit entièrement sèche; il faut aussi enlever l'humidité dans les cheveux en les pressant doucement avec des serviettes.

§. 19.

C'est le médecin qui décidera, d'après l'individualité et l'état du malade, si celui-ci devra, après avoir pris le bain, se mettre au lit pour se reposer, ou si, par un temps chaud et sec, il pourra tout aussitôt sortir de chez lui et se donner ailleurs un mouvement modéré.

§. 20.

Les personnes qui se sentent affectées et

fatiguées par l'effet du bain, qui transpirent ordinairement à la suite, devront chaque fois en le quittant se mettre au lit pour y attendre la transpiration, mais ne pas se livrer au sommeil ou à la lecture.

§. 21.

On ne saurait préciser d'avance le nombre de bains qu'un malade devra prendre : la durée, le degré, la nature de la maladie, les différentes constitutions des individus et l'amélioration de leur état qui se sera opérée dans plus ou moins de temps, ou bien la guérison qui aura eu lieu de même, détermineront le nombre des bains à prendre. Pendant une cure ordinaire il est de règle d'en prendre dix-huit, et jusqu'à trente. Dans de certains cas particuliers il suffit à quelques personnes de se baigner de deux jours l'un; dans d'autres cas, des bains journaliers et souvent encore prolongés deviennent nécessaires, et dans nombre d'autres enfin il faut en prendre deux fois dans la journée.

§. 22.

Ce qui a été dit plus avant sur la manière

précipitée de boire de l'eau minérale, s'applique aussi aux bains.

§. 23.

Relativement à l'usage des bains de vapeur, des douches, des diverses espèces de bains de gaz et de vase, il ne saurait être donné des règles générales, et un semblable bain n'est à obtenir que sur la prescription expresse du médecin.

DIÈTE.

La lutte donne de la force.

§. 1.er

La tempérance, sous tous les rapports, est le premier commandement à suivre ; sans s'y conformer de la manière la plus exacte, chaque individu souffrant d'une longue maladie, attendra en vain du secours de la vertu curative que possède l'excellent remède, ainsi que de sa propre constitution. Malheureusement il est très-difficile à nombre de personnes d'acquérir cette conviction salutaire, et les innocentes sources sont ensuite accusées des péchés commis contre la diète.

§. 2.

Le nouvel arrivant devra être très-frugal ; car ce n'est qu'en observant dès le commencement une diète réglée, que l'eau minérale peut provoquer une réaction bienfaisante, capable d'écarter la maladie.

§. 3.

Pour ce qui concerne le plus grand nombre de mets, il est de règle principale qu'on ne mange, même des choses les plus innocentes, qu'avec ménagement, pour éviter toute plénitude, gonflements, pression de l'estomac, etc., ainsi que toute sensation désagréable résultant de la réplétion. En général, on doit manger lentement, et tout individu qui prend la cure, ne doit jamais perdre de vue deux règles précieuses, dont la seconde, chez quelques-uns, coûtera sans doute un grand effort; ces règles sont :

«Une bonne mastication fait à moitié la digestion.»

«Arrête-toi lorsqu'un mets sera le plus à ton goût.»

§. 4.

Quiconque ne se sent pas d'appétit à l'heure ordinaire du repas, se bornera à prendre une soupe; car ce dont on charge l'estomac avec répugnance, n'est pas digéré, et produit nécessairement une irritation nuisible.

§. 5.

Pendant la matinée, depuis le déjeûner jusqu'au dîner, on doit, en bonne règle, ne rien manger. Il y a une exception à faire pour ceux qui sont habitués à dîner chez eux à onze heures ou à midi; si à l'approche de ce moment ils éprouvent un malaise, il leur sera facile d'y remédier en prenant un bouillon ou un œuf frais.

§. 6.

Entre le mouvement qu'on s'est donné avant un repas et le moment de se mettre à table, il faut un intervalle de repos; tout mouvement trop violent avant le repas est tout aussi nuisible que celui pris immédiatement après, lorsqu'on a l'estomac plein. La digestion ne peut bien commencer ni s'opérer alors, attendu que les forces qui doivent être employées à la digestion sont nécessairement diminuées.

§. 7.

Il faut généralement éviter tous mets gras, aigres, coriaces, irritants, épicés, venteux, tels que les fromages, les farinages gras et lourds, les beurrées, les gâteaux d'amandes, les pâtes faites avec du beurre ou avec de la

levure, le pain aigre ou frais, la salade aigre,
les pois secs, les lentilles, les pommes de terre
au gras et grillées, la chair de l'oie et du porc,
en général toute viande grasse et coriace, l'an-
guille, la carpe apprêtée d'une façon aigre ou
frite dans le beurre, les champignons, etc.

Nombre de ces mets ne sont nullement servis à Rippoldsau; cependant, comme la salade,
quelques pâtisseries et les fruits, ne peuvent
pas manquer dans le service, à cause du grand
nombre d'étrangers qui ne prennent pas la
cure, et qui n'ont pas à observer la diète
prescrite, il a été pris des mesures pour que
les mets qui ne s'accordent point avec la cure
soient servis sur des plats fabriqués exprès,
et qui ont un bord brun et étroit, lesquels
doivent être une sorte de *Noli me tangere* pour
ceux qui prennent la cure, et afin que chacun
d'eux puisse s'y conformer.

§. 8.

Les viandes et légumes faciles à digérer,
sont généralement les plus propres aux ali-
ments des personnes qui prennent la cure,

comme, par exemple, une bonne soupe faite sans raffinement, de la viande bien cuite ou rôtie de bœuf, de veau et de mouton, du gibier, de la volaille, des poissons d'une digestion facile et qui ne soient pas gras, comme par exemple la truite; des carottes fraîches bien cuites, des épinards, choux-fleurs, asperges et artichaux. Les compotes de fruits secs et le pain blanc léger et bien cuit sont aussi permis.

Un vin de table blanc bien pur est ce qu'il y a de mieux pour la boisson; le bon vin du Margraviat est préférable à celui de la plaine, parce qu'il ne porte que doucement et d'une manière bienfaisante sur le système nerveux, sans produire une irritation assez commune aux vins de la plaine.

§. 9.

Au surplus, toute personne attentive sentant facilement par elle-même ce qui peut lui être avantageux ou lui nuire, il ne saurait être donné ici des règles plus spéciales pour le régime diététique.

§. 10.

Il convient de ne manger autre chose le
soir qu'un peu de soupe et quelques œufs frais,
ou bien de se contenter d'un mets de laitage,
de viande, ou enfin de jardinage, qui soit facile
à digérer.

SUPPLÉMENT.

DES MOUVEMENTS ET DES VÊTEMENTS.

Le mouvement qu'on peut se donner doit d'abord être lent, ensuite être augmenté successivement, et après cela être ralenti de la même manière, afin que la personne qui prend la cure ne boive pas l'eau minérale lorsqu'elle aura le corps échauffé, ce qui occasionne des maux d'estomac et des rhumes.

Toutes les courses forcées, telles que celles entreprises par maintes personnes prenant la cure, doivent être interdites, comme par exemple celle de se rendre en quelque peu d'heures sur le Kniebis ou à Griesbach et autres lieux, parce que l'on s'échauffe trop, et que, se trouvant en transpiration sur ces hauteurs froides et où il règne toujours un vent assez fort, on s'expose à tous les rhumes et rhumatismes possibles.

Un mouvement passif, tel qu'aller en voiture ou à cheval, etc., peut avoir pour effet de dissiper d'une manière efficace l'embarras dans les intestins et contribuer ainsi à la cure ; de même on pourra se permettre une danse qui mette le système musculaire en une douce activité ; mais les galopades, surtout celles de Strauss, qui ressemblent aux danses des bacchantes, sont défendues, comme étant des plus nuisibles.

Les vêtements ne doivent gêner aucune partie du corps ni son libre mouvement.

Les différentes températures qui se produisent dans la journée méritent, quant aux vêtements, une attention particulière. Les matinées durant lesquelles on boit l'eau minérale, étant ordinairement fraîches, il est nécessaire de se rendre à la fontaine habillé d'une manière convenablement chaude ; d'échanger ensuite vers midi ses vêtements du matin contre un

habillement moins chaud et plus léger, la chaleur durant les mois d'été étant souvent portée
à un très-haut degré à cette heure de la journée; de même aussi les soirées, toujours un
peu fraîches, exigeront de la précaution dans
la manière de se vêtir.

www.ingramcontent.com/pod-product-compliance
Ingram Content Group UK Ltd.
Pitfield, Milton Keynes, MK11 3LW, UK
UKHW021159140726
13695UKWH00005B/2234